Myevré.

DE

# L'ÉLECTRICITÉ MÉDICALE.

## CONSIDÉRATIONS PRATIQUES

sur

LA TRANSMISSION DES MÉDICAMENS AU MOYEN DU FLUIDE ÉLECTRIQUE,

Appliquée au traitement des Maladies produites par des embarras dans la circulation, le mouvement et les secrétions. Névralgies, dérangemens de menstruations, rhumatismes, engorgemens des glandes, etc., etc.;


*Par M. Myevre,*

DOCTEUR-MÉDECIN.


> L'art est long, la vie courte, l'occasion passe vite. L'épreuve est trompeuse, le jugement difficile. Non-seulement le médecin doit faire ce qu'il faut, mais le malade aussi et les serviteurs et tous les entours.
>
> HIPP. APHOR.

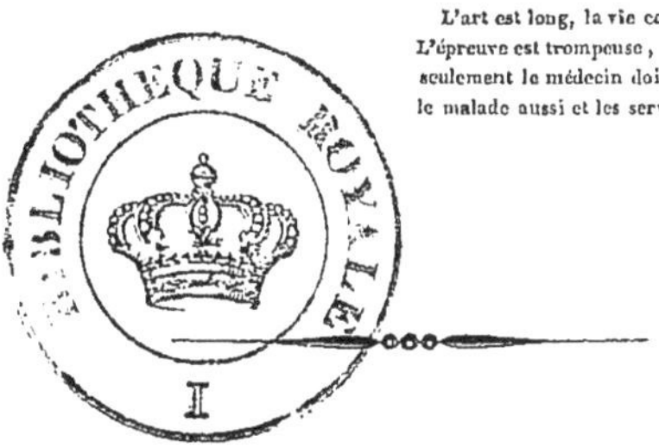



LYON,

CHAMBET, BARON ET GIRAUDIER, LIBRAIRES.

1838.

Bien des gens s'exercent à décrier les arts ; ce n'est pas, à mon avis, qu'ils espèrent les détruire ; leur intention n'est que de montrer de l'esprit. Mais le vrai but d'un bon esprit, c'est de trouver des choses nouvelles qui soient utiles au public, ou de perfectionner celles qu'on a déjà inventées. Car de prétendre flétrir par de vains discours le travail des autres sans le redresser, et seulement pour diminuer auprès des ignorants le mérite des découvertes, c'est moins la marque d'un bon esprit que la preuve d'ignorance et de mauvais naturel.

HIPPOCRATE DE L'ART.

# INTRODUCTION.

En donnant au public le résultat de mes observations sur un nouveau mode de médication, je n'ai pas la présomption de m'en attribuer la découverte.

La transmission des médicaments au moyen du fluide électrique a été, il y a environ soixante ans, connue en Italie, et fut le sujet de diverses controverses; les uns niaient la possibilité de la transmission, les autres la soutenaient. La manière avec laquelle on voulut opérer étant vicieuse on y renonça.

Depuis peu de temps de nouvelles expériences physiques ont conduit sur les traces des physiciens italiens, et à connaître que le fluide électrique transmettait les propriétés des métaux dans leur état de pureté métallique.

Étant un des collaborateurs, je fus de suite convaincu de la réalité du fait, et que le même fluide électrique transmettait également la vertu des médicaments simples. Notre conviction personnelle ne suffisant pas, nous fîmes plusieurs opérations physico-chimiques, qui prouvent, par la synthèse, l'exactitude de nos expériences.

Je m'attends à beaucoup de contradictions; les plus ardents critiques seront, comme d'ordinaire, ceux qui ont le moins étudiés la matière. Ceux même qui n'ont aucune idée de l'électricité médicale ne balanceront pas à nous accoler aux charlatants; ils ne voudront même pas prendre connaissance de nos procédés; c'est le sort des nouvelles découvertes et l'effet de l'envie (*il est si facile de critiquer*); mais je répondrai par des faits.

Je sais déjà que des personnes d'une certaine réputation dans l'art de guérir, qui ne connaissent de l'électricité que ce qui est enseigné dans les cours publics, relativement à des commotions électriques par la bouteille de Leyde, ce qui a été enseigné il y a quarante à cinquante ans, s'efforcent de persuader aux malades que notre système de traitement est dangereux ou au moins inutile; que nous agissons sans discernement dans l'unique but d'extorquer de l'argent.

Je leur réponds encore par des faits : 1° Il n'est pas arrivé *un seul accident* parmi le grand nombre de malades soumis à notre traitement; sur plus de deux cents personnes, aucune n'a éprouvé d'incommodités par l'effet des courants électriques, selon la méthode dont nous opérons.

Beaucoup ont été guéris, d'autres grandement soulagés; je ne pense pas que ces personnes puissent en dire autant de leur médication habituelle; et 2° nous n'avons demandé de salaire à qui que ce soit jusqu'à présent. Si sur le grand nombre de personnes qui sont venues se soumettre aux courants électriques, et qui ont été guéries ou soulagées, un très-petit nombre a cru devoir témoigner leur reconnaissance, elles l'ont fait de leur propre mouvement.

Nous avons reçus, avec la même bienveillance, les sommités de la société, de la magistrature et du commerce, comme le pauvre ouvrier.

❁

DE

# L'ÉLECTRICITÉ

# MÉDICALE.

## CHAPITRE PREMIER.

### Des Phénomènes électriques.

L'électricité est un fluide universellement répandu dans tous les corps de la nature, qui se communique aux corps des animaux par la peau, la respiration, et produit sur eux des effets déterminés, analogues à la plus ou moins grande quantité de matière électrique dont l'atmosphère est imprégnée.

Le corps de l'homme possède toujours plus ou moins de fluide électrique qui n'attire pas de l'air ambiant, mais qu'il a en vertu de ses parties constituantes et des aliments dont il se nourrit.

Ce fluide demeure, dans son corps, dans un état apparent d'inertie ou d'équilibre parfait (dans l'état de santé), ce qui fait qu'on n'aperçoit pas sa présence.

Mais si, par un procédé quelconque, on parvient à rompre cet équilibre et à accumuler sur un corps, de quelque espèce qu'il soit, une quantité surabondante de ce fluide, ou si par accident l'ordre de sa distribution est changé dans une ou plusieurs parties de ce corps, il se décèle alors par une multitude de phénomènes différents, tous dignes de l'attention du naturaliste, et doivent exciter au plus degré l'attention du médecin.

Les anciens n'avaient pas d'idée du fluide électrique ; le frottement fut la cause et le premier moyen qui fut employé pour en découvrir l'existence et les effets qu'il produit sur les corps frottés. Six cents ans avant l'ère chrétienne, on savait que l'ambre jaune récemment frotté attirait à lui les corps légers qu'on lui présentaient. Or, comme l'ambre jaune était connu chez les Grecs, sous le nom d'électron, on a fait le mot électricité pour désigner cette force attractive des corps frottés, et une multitude d'effets différents tous dépendants de la même cause, mais dont la connaissance ne remonte pas au-delà du dix-septième siècle. ( *Voy.* l'*Histoire de l'Electricité* du D. Priestley. )

Tous les corps ne sont pas susceptibles d'acquérir la même propriété par voie de frottement ; ceux même qui l'acquièrent ne l'ont point au même degré, et ceux qui ne peuvent la contracter par ce moyen parviennent néanmoins à l'acquérir par voie de communication, en les immersant dans la sphère d'activité d'un corps électrisé par voie de frottement.

De là, on peut conclure que tous les corps en général sont susceptibles d'opérer les phénomènes électriques, les uns par voie de frottement, les autres par communication.

Les physiciens du siècle dernier ont divisé l'électricité en électricité vitrée et en électricité résineuse ; la première, suivant eux, se trouve dans les verres et les cristaux, les glaces, les porcelaines et toutes les substances vitrifiées. L'électricité résineuse se trouve dans les différents bitumes, enfin dans les corps inflammables qui contiennent une grande quantité d'oxigène, tels que les métaux et la plus grande quantité des minéraux.

Sans vouloir apprécier leur théorie qui est susceptible de réfutation, aussi bien que la division d'électricité en positive et négative, je pense que le fluide électrique étant dans tous les corps, il est le même partout, et qu'il n'y a de variété que dans sa manière d'agir, ou dans l'impulsion qu'on lui donne, et qu'en conséquence, tous les phénomènes qu'on observe dépendent de l'attraction et de la répulsion. (*Voy.* les ouvrages de l'abbé Nollet, Sigaud de Lafond, Bertholon, Bonnefoi, etc.)

L'attraction électrique est constamment accompagnée d'un autre phénomène opposé, que l'on appelle répulsion, et qui ne fut découvert qu'en l'année 1690. Otto de Gerikue remarqua qu'un corps léger, attiré par un corps devenu électrique par voie de frottement, en était aussitôt repoussé, et que cet état de répulsion était plus permanent, puisqu'il subsiste tant que le corps léger conserve l'électricité reçue du corps frotté; de là cette multitude d'expériences que l'on voit décrites dans les ouvrages de physique.

Non-seulement l'électricité communiquée à un corps se décèle par des phénomènes d'attraction et de répulsion, mais encore par une matière lumineuse qui s'échappe quelquefois spontanément des angles ou des pointes des corps électrisés, ou pour mieux dire, soumis au courant électrique qu'on voit briller dans l'obscurité à une distance plus ou moins éloignée, sous la forme d'un cône lumineux dont le sommet tient au corps électrisé, et qu'on appelle aigrette électrique; cette matière cesse de faire aigrette et se convertit en point lumineux, lorsque le corps électrisé duquel elle s'échappe se termine en pointe très-fine.

La matière électrique accumulée sur un corps se décèle encore par cette tendance à l'équilibre qui la porte à se distribuer uniformément et également dans tous les corps contigus et dans toutes les parties de ces corps; elle s'échappe de celui qui en contient une quantité surabondante, et s'élance, sous forme d'étincelle, sur celui qui en contient le moins, pour se distribuer et se perdre dans le réservoir commun, à moins qu'il ne se trouve un obstacle qui s'oppose à ce dernier effet, comme il arrive lorsque le corps qui l'enlève au corps électrisé est isolé.

Pour que l'étincelle électrique ait lieu et pour quelle se manifeste sensiblement, il faut que le fluide électrique soit assez abondant dans le corps électrisé, et que celui qui doit l'exciter en soit à une petite distance. Si ces deux corps étaient en contact, l'électricité passerait de l'un à l'autre d'une manière insensible, et elle se distribuerait de l'un à l'autre sans jeter la moindre lumière, car elle n'étincelle que dans le cas où elle peut se porter d'un corps sur un autre en traversant un espace rempli d'air atmosphérique. En général, elle étincelle dans toutes les solutions de continuité qu'elle rencontre dans toute l'étendue du conducteur qu'elle parcourt, et la même dose d'électricité ayant à parcourir un conducteur d'une grande étendue, se décèle par autant d'étincelles qu'elle trouve de solution de continuité dans le chemin qui la conduit au réservoir commun.

L'étincelle électrique est un véritable feu propre à embraser et à allumer des substances très-combustibles, telles que l'alcool, la poudre à canon ; quoique ce feu électrique ait une grande analogie avec le feu ordinaire, ils diffèrent cependant l'un de l'autre à plusieurs égards.

(*Voy.* les Cours de physique de Mussembrook.)

On ne peut guère assigner de bornes à la distance à laquelle le fluide électrique peut se propager. Il se propage avec une vîtesse inconcevable, et il parcourt les espaces les plus éloignés dans le plus petit instant imaginable ; aussi actif que la lumière, ce fluide peut se mouvoir avec la même célérité, et on sait que dans l'espace de moins de huit minutes, la lumière arrive du disque du soleil à la surface de la terre, quoiqu'elle en soit éloignée de trente-trois millions de lieues. Je me borne à la citation des phénomènes pour faire mieux comprendre ce qui se passe dans l'application des courants électriques relativement à la médecine ; par conséquent, je ne m'occuperai point des diverses opinions des physiciens dont on a rempli des volumes depuis *Priestley* jusqu'à nos jours, qui presque toutes basées sur des conjectures qui ont été plus ou moins réfutées ou abandonnées, et n'étant ni physicien, ni théoricien, mais médecin-praticien, je dois seulement être observateur des phénomènes que les courants électriques font naître sur le corps humain.

❦

## CHAPITRE DEUXIÈME.

### Des Courants électriques appliqués à la pratique de la médecine.

Ainsi que nous l'avons dit dans le chapitre précédent, les anciens n'avaient aucune idée de l'électricité; à peine cette partie de la physique a-t-elle été découverte que la médecine se l'est appropriée; mais comme ceux qui l'appliquaient ne connaissaient pas bien les cas où elle pourrait convenir, ni la manière de l'appliquer, elle eut d'abord peu de succès et fut long-temps négligée.

A la fin du siècle dernier, elle devint l'objet d'expériences suivies, et on en fit un grand usage en Suède, en Italie, en Angleterre, en Allemagne et en France. Chez nous, ce sont MM. Sauvage, Mauduit et Bertholon qui l'ont le plus employée.

Ces savants obtinrent d'abord des succès éclatants; mais comme ils employaient pour leurs traitements les commotions électriques et les étincelles forcées au moyen de la bouteille de Leyde, ils eurent à regretter quelques accidents qui firent tort à la science, et l'on cessa bientôt d'électriser par la crainte du danger.

L'apparition du fameux Mesmer, qui attira par son magnétisme animal l'attention de tous les amateurs du merveilleux et des nouveautés, fut une des causes qui détournèrent les savants de la physique médicale. Cet étranger, dont le système avait été rejeté par les sociétés savantes de l'Allemagne, son pays, voulant se faire un nom à tout prix, vint en France, changea plusieurs fois de méthode, et ne pouvant faire agréer son système par les sociétés savantes de France, inonda le pays de mémoires, ce qui lui procura l'enthousiasme de la nation dont il se contenta ; ce qui, en effet, l'a très-bien servi.

Mais la principale cause de l'état de stagnation où est resté la physique depuis cinquante ans est dans les nombreuses découvertes et les immenses progrès de la chimie. Cette science si attrayante exalta les esprits ; on ne parla que de chimie dans les sociétés, et bientôt les professeurs et leurs disciples, travaillant d'une ardeur sans égale, se disputèrent la priorité des phénomènes qu'ils faisaient naître sans les chercher, tout occupés qu'ils étaient pour parvenir à des résultats qui se dérobaient à leurs recherches.

Tous les arts mirent à contribution les corps de la nature par les moyens des procédés chimiques. La médecine abandonna les médicaments simples et on ne voulut plus que des préparations chimiques. La teinture lui dû des couleurs plus solides et des nuances jusqu'alors inconnues, ou qui ne s'obtenaient qu'à des prix très-élevés.

Il n'y eut pas d'artisan tant soit peu instruit qui ne disserta sur les rapports de la chimie avec sa profession. Quarante années se passèrent à décomposer des corps que naguère on avait déclaré être simples, on fit continuellement de nouvelles nomenclatures ; en un mot, on voulut rapporter à la chimie les plus simples effets de la nature.

Pendant cet espace, on a négligé la physique ; cette science est restée ce qu'elle était, c'est-à-dire qu'elle est restée stationnaire ou stagnante ; elle était néanmoins enseignée dans les écoles publiques et dans les colléges ; mais comme elle n'offrait pas de progrès de nouveauté, et que les professeurs en général ne faisaient que répéter les expériences de leurs devanciers, elle offrait bien moins d'attrait que la chimie.

De nos jours, de graves et savants observateurs, faisant de ces sciences la part à chacune, reconnaissant tous les avantages des produits chimiques, ont rendu à la physique l'importance qu'elle s'était acquise, en nous donnant la connaissance des causes des principaux phénomènes de notre globe, leurs explications et les effets naturels qui agissent sur nos individus.

La partie de la physique qui nous occupe en ce moment est l'électricité médicale; elle doit être considérée, par rapport aux grands phénomènes de la nature, l'un de ses agents les plus remarquables et les plus puissants; envisagée dans ses applications à l'économie animale, elle est sans contredit l'un de ses modificateurs le plus stimulant et le plus énergique ; aussi est-il constant que les courants électriques produisent sur le corps humain les effets suivants :

1° Ils augmentent la circulation du sang d'un cinquième ou d'un sixième ;

2° Par leurs moyens, les secrétions se font avec plus de facilité et de vîtesse ;

3° Ils atténuent toutes les humeurs ;

4° Ils rendent tous les organes plus impressionnables et plus sensibles ;

5° Ils donnent plus de force et d'élasticité aux nerfs.

Ainsi, d'après ce que nous venons de dire, et suivant l'opinion générale des physiologistes, nous sommes fondés à croire que le fluide électrique est identiquement le même que le fluide nerveux ; que ce fluide est le principe vital, le principe du mouvement et de la circulation ; que tous les animaux sont pourvus d'une quantité donnée de ce fluide, que nous continuerons à nommer fluide électrique ; que c'est une erreur d'attribuer les maladies au plus, au moins d'électricité, que l'on peut augmenter ou diminuer la quantité de fluide électrique dans un individu.

Au contraire, nous soutenons et nous pouvons prouver par des expériences souvent répétées , que toutes les fois qu'un être animé reçoit de l'électricité , à l'instant même il perd la même quantité de ce fluide.

En effet, qu'on isole une personne, qu'on la soumette, par le moyen d'un conducteur, à l'action d'une ou deux machines électriques , que cette personne soit ce qu'on appelle dans un bain électrique, que les machines soient munies d'un *électromètre* , si l'on ne tire aucune étincelle de la personne isolée, et si l'isolement n'est pas interrompu, l'électromètre ne fera aucun mouvement et il restera constamment sur son point le plus élevé. Mais si, au moyen de pointes métalliques, ou par le toucher, on tire du fluide électrique de l'individu, qu'on fasse sortir une étincelle, au même instant l'instrument descend à son point le plus bas , et répète ce mouvement autant de fois que l'on tire du fluide électrique, et, en définitif, reste sans mouvement si l'on tire continuellement par un moyen quelconque, ou que l'on cesse de faire fonctionner les machines.

Nous disons donc que les maladies ne sont pas causées par le plus ou le moins de fluide électrique dans un individu ; mais les dérangements que l'on éprouve dans l'exercice des fonctions sont l'effet du déplacement de ce fluide et de son accumulation sur une partie au détriment d'une autre, de telle manière que le fluide électrique étant en plus dans une partie , il est nécessairement au moins dans un autre, et réciproquement s'il abonde ; par exemple, à la face ou sur le sommet de la tête, il doit manquer de la même quantité dans les parties inférieures qui sont moins chaudes ou même froides.

C'est le manque d'équilibre qui fait l'indisposition.

Si un homme en état de santé parfaite est placé sur l'isoloir en tenant dans sa main une chaîne métallique adaptée à une forte machine électrique en mouvement et munie d'un électromètre, qu'on présente une baguette métallique à toutes les parties de son corps, successivement il sortira de ces parties autant d'étincelles électriques que la baguette approchera de son corps; la même chose aura lieu si on présente les doigts ou la main dans cette opération qui est un courant électrique, ni la personne isolée, ni l'opérateur n'éprouveront aucune incommodité dans l'exercice de leurs fonctions, parce que la personne isolée ne perd de fluide électrique que la même quantité qu'il en reçoit, et que l'opérateur n'étant pas isolé, transmet au réservoir commun le fluide électrique qui lui est superflu, servant en cela tous deux de véritables conducteurs. Si l'opérateur était isolé, l'action n'aurait pas lieu, et l'électromètre ne ferait aucun mouvement.

Si au lieu de tirer des étincelles de la personne isolée, soit à l'aide de pointes, soit par l'approchement des doigts, on présente à sa surface un appareil cylindrique muni d'un manche de matière isolante; que le fond intérieur de ce cylindre soit muni d'une certaine quantité de pointes peu élevées, et seulement des trois quarts de la hauteur de l'appareil, on tirera une certaine quantité de fluide électrique qui sera au même instant renvoyé sur l'individu isolé; c'est ce que je nomme répulsion.

Pendant ces actions d'attraction et de répulsion, l'électromètre ne fera que de légers et rapides mouvements, indiquant les deux temps d'attraction et de répulsion. Pendant cette opération, la personne isolée n'éprouvera qu'un léger frémissement sur tous les endroits où l'on promènera l'appareil, et sur sa face il sentira l'effet d'un souffle d'un air frais et agréable.

Si l'on isole de la manière que je viens de le dire un individu affecté d'une maladie ou d'indisposition quelconque, et qu'au moyen de baguette métallique on tire des étincelles électriques de la surface de son corps, et qu'avec les doigts on explore cette même surface, on tirera facilement des étincelles des parties saines; mais il n'en sera pas de même des parties malades ou des muscles et des nerfs correspondant à ces parties.

Si l'on explore la colonne vertébrable, les étincelles électriques sortiront avec facilité de tous les points correspondant aux parties exemptes de lésion. Mais au contraire, il y aura des lacunes et des espaces où les étincelles ne sortiront que difficilement ou même pas du tout, et on n'en apercevra aucune à la vue, comme au toucher ; le malade n'éprouvera que peu ou point de sensation de l'approche des baguettes métalliques, et l'opérateur, en passant ses doigts sur ces parties, n'en sentira aucune vibration ni aucun effet électrique.

Si on tire des étincelles électriques depuis l'occiput jusqu'au sacrum sur un homme exempt d'incommodités morbides, ces étincelles seront apparentes à la vue; on entendra un bruit comme un léger claquement de fouet, et à la main on sentira une vibration continue tout le long des muscles sur lesquels on promènera les doigts. Supposez que près des omoplates, le droit, par exemple, les étincelles ne sortent pas ou ne sortent que difficilement, qu'au toucher on aperçoive aucun sentiment, aucun mouvement de vibration, et que l'individu n'éprouve pas sur cette partie les mêmes sensations que sur les autres parties de son corps, l'expérience me fait croire que la partie droite de la poitrine n'est pas dans son état normal, ou que le poumon droit est gêné dans l'exercice de ses fonctions. En effet, dans ce cas l'individu a de la gêne dans la respiration de la toux, etc.

La transmission des médicaments au moyen

du fluide électrique, découverte en Italie il y a environ septante ans, qui fut niée par les physiciens français et allemands, est cependant un fait constant, et je vais le prouver en commençant par l'opération suivante, qui démontre toute la puissance du fluide électrique :

Ayant rempli un bocal de verre jusqu'au trois quarts d'eau distillée ou filtrée au papier Joseph, ayant bouché ce bocal d'un bouchon de liége percé dans son centre, de manière à laisser introduire dans le vase une baguette de fer bien pur et bien polie, exempte de toute oxidation, de manière qu'une de ses extrémités atteigne près du fond de ce vase, et que son autre extrémité dépasse le bouchon de deux ou trois pouces, si on met cette partie de la baguette en contact avec le cylindre conducteur d'une machine électrique en mouvement, l'eau contenue dans le bocal se chargera du fluide électrique qui lui aura été transmis par le moyen de la baguette de fer ; dans cette transmission, l'eau acquérera les propriétés de l'eau ferrée et aura le même goût de fer que si on y avait fait dissoudre un oxide de fer ; cependant on ne remarquera aucune oxidation sur la baguette ; après l'opération, on la trouvera aussi polie et aussi nette qu'avant son introduction dans le bocal.

Pour prouver cette transmission du métal à l'eau, je fais l'opération suivante : versez une partie de cette eau électrisée (qui est restée claire et limpide) dans un verre exposé à l'air libre, versez dans ce verre quelques gouttes d'un réactif convenable, on observera les phénomènes suivants : l'eau deviendra à sa surface d'une couleur jaune qui, petit à petit, atteindra le fond du vase ; elle passera ensuite à la couleur verte, toujours en commençant par sa surface, et finira par devenir bleue en suivant toujours la même marche; ces phénomènes s'opèreront en deux ou trois jours si le temps est beau; alors il commencera à se former un dépôt sur les parois du verre; puis, quelques jours encore, on trouvera au fond un dépôt d'un beau bleu de la même nuance que le bleu d'outre-mer, et évaporant le liquide, un précipité métallique à base de fer.

Si on agit de la même manière avec des baguettes de différents métaux d'or, d'argent, de platine, etc., on n'obtiendrapas de couleur bleue, mais on observera divers phénomènes très-intéressants (qui feront le sujet d'un autre ouvrage), et le précipité qui se trouvera au fond du vase étant désséché, on trouvera de petits cristaux de sel métallique.

Si pour soutirer le fluide électrique et obtenir des étincelles d'un individu isolé et soumis à l'action d'une machine à forte puissance, l'opérateur se sert d'une baguette de cuivre, que cette opération soit continuée pendant une demi-heure sur plusieurs individus, l'opérateur se sentira malade et éprouvera les symptômes des empoisonnements par les oxides de cuivre, des douleurs dans l'estomac et les premières voies des nausées, des vomissements, etc. Au contraire, il se sentira plus fort et plus dispos, et sa digestion se fera plus promptement, s'il se sert d'une baguette de fer ; en un mot, il éprouvera les effets des différents métaux dont il se servira, qui lui sont transmis par le courant du fluide électrique.

Autre opération. Si dans un appareil construit avec une matière isolante, telle que du verre, d'une forme cylindrique, que le fond de ce cylindre soit clos, mais traversé d'une pointe métallique, dont l'une des extrémités arrive près de l'orifice de l'appareil, et que l'extrémité opposée de cette pointe se termine dans une cavité fermée avec un bouchon imitant un flacon bouché à l'éméri ; que cette cavité soit garnie d'une substance médicamenteuse, telle que de l'iode, et que l'opérateur, tenant cet appareil par le bouchon, présente l'ouverture du cylindre près la surface du corps d'une personne isolée, on entendra un bruit dans l'appareil semblable à un air parcourant diverses cavités ; si on présente et retire br usquement l'appareil de la peau, on apercevra des étincelles dans toute sa cavité. Dans cette opération, la pointe métallique attire le fluide électrique par son attraction ; mais comme il ne trouve aucune issue, il y a aussitôt répulsion, et par cette répulsion, il transmet une quantité quelconque d'iode. On s'en convaincra par l'odeur que donnera l'appareil; on sentira l'odeur de l'iode, et si l'opération a été répétée souvent sur le même point, on remarquera sur ce point une tache brune qui est la couleur de l'iode.

Le même phénomène a lieu si on opère avec un appareil chargé d'une autre substance, telle que du soufre, de la valérianne en poudre; on retrouvera à l'odorat les mêmes saveurs de ces substances, en observant que les appareils bien bouchés et mastiqués ne donnaient aucune odeur avant d'avoir attiré le fluide électrique.

Comme nous l'avons dit plus haut, la répulsion dure beaucoup plus long-temps que l'attraction; la vertu du médicament est transmise à l'individu soumis à cette opération; si on opère sur la face ou le col avec un appareil garni intérieurement avec du soufre, et que l'opération dure six ou huit minutes, il éprouvera une douleur de tête, il y aura rougeur au visage et une grande agitation. Si on opère ensuite avec un appareil chargé de la racine de valérianne en poudre récente, l'individu pâlira presque subitement, reprendra sa couleur ordinaire; il se trouvera calmé et éprouvera une sensation agréable en se sentant disposé au sommeil.

Si, au lieu de se servir de cet appareil, on opère avec un autre appareil construit avec un métal et que le manche ne soit pas de matière isolante, l'opérateur éprouvera les mêmes effets des substances qui se font sentir à l'opéré ; il y aura aussi pour lui transmission des médicaments.

Remarque essentielle. Si l'opérateur tire des étincelles avec une pointe métallique sans manche, qui puisse l'isoler sur une personne affectée d'une maladie de peau, il ressentira sur tout son corps des démangeaisons et une agitation pénible. Il arrive fréquemment que l'on découvre ainsi des maladies qui n'étaient pas apparentes et que les malades avaient cachées.

De tous ce que nous venons de dire dans ce chapitre, nous sommes fondés à conclure que le fluide électrique peut transmettre non-seulement la vertu des médicaments, mais que c'est encore un moyen prompt et énergique de médication, rempli d'avenir, et qui mérite l'attention des médecins philosophes.

❋

## CHAPITRE TROISIÈME.

### Conclusion et manière d'employer les Courants électriques.

En réfléchissant sur les effets des courants électriques que je viens de rapporter dans le chapitre précédent, on serait tenté de croire que dans le cas où les évacuations deviennent excessives ou contre nature, leur application serait plus nuisible qu'utile, parce qu'alors il faut supprimer ces évacuations plutôt que les provoquer.

J'observerai à ce sujet que les fortes commotions, ainsi que les étincelles vives et douloureuses qu'on a fait éprouver dans ces occasions aux malades, ont été en effet souvent contraires et ont augmenté le mal plutôt que le guérir ou le diminuer.

Mais lorsqu'on opère selon notre méthode et qu'on se contente de soutirer doucement le fluide électrique au moyen de pointes, ou quand le mal est interne on ne tire que des étincelles très-faibles, alors l'évacuation, qui semble d'abord augmenter pendant quelques heures, et même, dans des occasions, pendant quelques jours, selon la nature de la maladie, finit bientôt par céder peu à peu à l'électricité et par disparaître entièrement.

Ces effets sont à peu près les mêmes quant on applique les courants éléctriques aux maladies de la peau. D'abord, l'éruption paraît s'étendre et devenir plus vive, et cela pendant quelques jours; mais ensuite elle diminue peu à peu, et enfin elle cesse entièrement. Il résulte de ces différentes observations que l'usage des courants électriques, quand ils sont bien administrés, ne favorise pas seulement les secrétions et la circulation de tous les fluides, mais encore qu'ils donnent de nouvelles forces à ce principe de vie, ou à cet agent intérieur et caché (qui n'est autre chose que le fluide électrique lui-même), par lequel la nature tend à redonner à un animal la santé ou à la rendre aux parties qui ont souffert.

On ne pourra peut-être jamais expliquer de quelle manière l'électricité seconde cet effort de la nature ; mais l'expérience nous a prouvé que c'est une vérité de fait, et cela suffit pour nous satisfaire et exciter notre reconnaissance *envers le Créateur*, car nous pouvons nous en servir utilement pour nos besoins, quoique nous en ignorions la cause ou la manière d'agir.

Toute partie d'un corps qui est frappée d'un choc, ou au travers de laquelle on fait passer un courant électrique, éprouve constamment un mouvement involontaire ; preuve évidente que les fibres musculeuses à travers desquelles le fluide électrique passe dans cette opération sont distendues ou secouées d'une manière ou d'une autre.

Mais ce mouvement de tremblement ou d'expension ne se borne pas au corps humain ; on le remarque encore dans plusieurs autres substances quand on leur fait recevoir le choc de Leyde, comme différentes expériences le prouvent. Or, ces observations sur les mouvements de tremblements et de frémissements que produit le passage de l'électricité peuvent nous faire comprendre en quelque façon l'action qu'il exerce sur les parties organiques d'un corps animé.

Il suffit qu'on admette que les courants électriques augmentent ou favorisent les secrétions naturelles et la circulation, ce qu'ils font certainement, comme nombre d'expériences et d'observations l'ont prouvé ; il suffit, dis-je, qu'on admette ces effets pour qu'il s'en suive nécessrirement que l'application de l'électricité est très-avantageuse dans les cas d'évacuation trop abondante ou contre nature ; car alors ces évacuations sont le résultat d'obstructions ou d'embarras dans les voies naturelles ; or, les courants électriques détruisant ces obstructions, ou, ce qui revient au même, favorisant la circulation et les secrétions, doit en conséquence faire cesser ces évacuations surabondantes qui, dès que le cours naturel est rétabli, ne peuvent plus subsister.

On a souvent répété que l'électricité était d'un

faible secours dans les maladies anciennes, parce que les parties les plus solides éprouvent une altération si considérable par la durée de ces maladies, qu'on ne peut les rétablir par un simple stimulant tel qu'on suppose l'électricité seule ; mais aidés par les médicaments transmis au moyen de ce fluide, nous avons guéri des maladies qui subsistaient depuis plusieurs années.

Ainsi, quoique dans quelques cas de maladie ancienne on ait peu d'espérance de succès, il est toujours à propos de tenter l'application de l'électricité qui, lorsqu'elle est bien administrée, ne produit jamais aucun mauvais effet.

Quant à l'application de ce qu'on appelle électricité positive et électricité négative, de même qu'électricité vitrée ou électricité résineuse, selon le système des physiciens anciens et modernes, il n'y a jusqu'ici aucun fait authentique qui nous ait fait voir des différences dans leurs effets, et il paraît indifférent que les malades soient électrisés par l'électricité du conducteur ou par celle du plateau ; en d'autres termes, qu'ils le soient positivement ou négativement, car nous ne reconnaissons, ainsi que nous l'avons dit déjà, qu'une seule et unique électricité.

Relativement aux maladies dans lesquelles l'électricité peut être employée, l'expérience nous a montré qu'en général on peut, par son moyen, guérir ou soulager, dans tous les cas où il y a embarras dans la circulation, le mouvement et les secrétions ; on peut en dire autant des maladies nerveuses, et ces deux classes en renferment nécessairement un bien grand nombre. En général, il est de fait que l'électricité soulage toujours les maladies anciennes et les guéri quelquefois.

On peut employer le fluide électrique de trois manières :

1° En le soutirant par des pointes métalliques ou de bois, petit à petit, sans exciter d'étincelles, et sans que le malade éprouve aucune sensation désagréable ;

2° En tirant des étincelles forcées au moyen de tiges métalliques terminées par des boules de diverses dimensions, selon la force des étincelles que l'on se propose d'obtenir ;

3° Par la transmission des médicaments, soit par un appareil, tel que nous l'avons décrit au chapitre précédent, soit en donnant en boisson de l'eau électrisée par les métaux choisis selon la maladie.

Dans ces trois manières, il faut toujours que le malade soit isolé et en contact avec le conducteur d'une machine électrique d'une forte dimension pour obtenir des succès de ces manières d'opérer ; il faut pouvoir disposer d'une certaine quantité de fluide électrique. L'expérience a prouvé qu'avec des machines faibles ou donnant peu d'électricité, on avait aucune réussite à espérer ; qu'au contraire, le malade était plus fatigué.

Quand le malade est très-irritable et d'une grande sensibilité, on opèrera par la première manière.

On tirera des étincelles forcées dans les cas d'inertie, de paralysie, de rhumatisme, d'engorgements de glandes, etc.

La transmission sera employée dans les maladies internes, dans les faiblesses des organes servant à la digestion, selon l'indication et les incommodités que l'on veut faire disparaître.

Dans tous les cas, on commencera toujours par agir sur la colonne vertébrale, depuis l'occiput jusqu'au sacrum, et lorsque le fluide électrique passera bien, pendant ce trajet on agira sur les muscles correspondant aux parties affectées.

Il ne convient jamais de tirer des étincelles sur le sommet de la tête, ni sur la poitrine et les organes digestifs, mais principalement sur le dos et les extrémités inférieures, ayant soin d'aller toujours de haut en bas, jamais de bas en haut.

Ce traitement n'exclue pas les bains qui facilitent l'action de l'électricité ni les autres remèdes ordinaires, nécessaires pour évacuer les matières rendues mobiles ou déplacées par les courants du fluide électrique.

Par ces moyens, nous avons guéri un grand nombre de névralgies très-anciennes, des paralysies, des rhumatismes invétérés, danse de

Saint-Guy, catharres chroniques, des cataractes, des glaucomes, des amauroses, un grand nombre de malades affectés de maladies lymphatiques, des goîtres, des suppressions de règles, des chloroses, etc.

Les courants électriques, administrés même avec beaucoup de connaissance, ne peuvent avoir du succès sur tous les individûs, ni guérir seul toutes les maladies.

Leur usage peut devenir fatigant, *mais jamais dangereux*. Dans certains cas, il faut le suspendre pendant quelque temps pour le reprendre ensuite.

C'est un nouveau mode de médication resté en oubli, qu'il faut étudier avec soin, et qui doit devenir d'un grand secours à l'art de guérir, et, comme nous l'avons dit, administré avec prudence.

Mon intention était de mettre à la fin de ce chapitre l'analyse de plus de deux cents observations de maladies guéries au moyen des courants électriques, mais des circonstances s'y opposent en ce moment ; elles trouveront leur place dans un autre écrit où je me propose de donner plus de développement à cette nouvelle thérapeutique.

FIN.



IMPRIMERIE D'ISIDORE DELEUZE, RUE SAINT-DOMINIQUE, 13, A LYON.

www.ingramcontent.com/pod-product-compliance
Ingram Content Group UK Ltd.
Pitfield, Milton Keynes, MK11 3LW, UK
UKHW021204230726
13926UKWH00001B/304